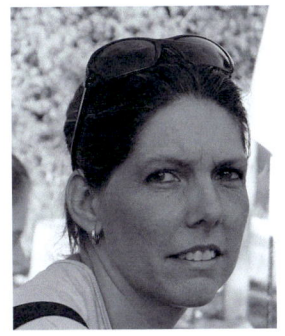

Diabetes Typ 1

Geboren wurde ich 1972 in Freiburg.

1997 kam mein erstes Kind zur Welt.

Er brachte mir nicht nur Sonnenschein sonder auch Diabetes mit.

2002 kam meine Tochter und 2007 mein 2. Sohn zur Welt.

Heute lebe  ich mit meinem Mann und
meinen 3 Kindern in der Nähe von Augsburg.


Viel Spaß beim Lesen
wünscht


*Michaela Grieg*

*Dieses Buch ersetzt keinen Arzt.*

*Es wurde nach bestem Wissen und Gewissen erstellt und mit größter Sorgfalt überprüft.*

*Jeder Leser / jede Leserin ist jedoch für Ihr Tun selbst verantwortlich.*

*Weder Autor noch Verlag können für Schäden, die aus dem im Buch gegebenen*

## TIPPS

*hervorgehen sollten, Haftung übernehmen.*

Fotos:  Fotoskyline Augsburg          Fotograf:  Jannik Grieg
**fotoskyline.jimdo.de**

Herstellung und Verlag: BoD - Books on Demand, Norderstedt
Copyright 2013  Michaela Grieg
ISBN-Nr.  9783732285303

Inhaltsverzeichnis:

| mg/dl mmol/dl | Morgens | Zwischenmahlzeit | Mittags | Zwischemahlzeit | Abends | Zwischenmahlzeit | Spät | Einheiten | Datum |
|---|---|---|---|---|---|---|---|---|---|
| 112 | | 14.45 | | | | | | 4 | 01.01.13 |
| 145 | | | | | 18.30 | | | 7 | 01.01.13 |
| | | | | | | | | | |
| | | | | | | | | | |
| | | | | | | | | | |
| | | | | | | | | | |
| | | | | | | | | | |
| | | | | | | | | | |
| | | | | | | | | | |
| | | | | | | | | | |
| | | | | | | | | | |

Muster     Muster     Muster     Muster     Muster

Als erstes möchte ich hier die

## VORSORGEUNTERSUCHUNGEN

die jährlich / monatlich vorgenommen werden sollten aufführen.

Hierfür gibt es auch einen Gesundheitspass den man auf der Seite www.deutsche-diabetes-gesellschaft.de und www.diabetesde.org bestellen oder herunterladen kann.

### ¼ jährlich // ½ jährlich

- HbA1C
- Gewicht
- Blutdruck
- Blutzucker
- UrinSchnellTest
- Fußuntersuchung

### Jährlich

- Frauenarzt
- Zahnarzt
- Augenarzt (Augenhintergrund)
- Nierenfunktionsuntersuchung
- Cholesterinwert

| mg/dl mmol/dl | Morgens | Zwischenm ahlzeit | Mittags | Zwischema hlzeit | Abends | Zwischenm ahlzeit | Spät | Einheiten | Datum |
|---|---|---|---|---|---|---|---|---|---|
| | | | | | | | | | |
| | | | | | | | | | |
| | | | | | | | | | |
| | | | | | | | | | |
| | | | | | | | | | |
| | | | | | | | | | |
| | | | | | | | | | |
| | | | | | | | | | |
| | | | | | | | | | |
| | | | | | | | | | |
| | | | | | | | | | |
| | | | | | | | | | |
| | | | | | | | | | |
| | | | | | | | | | |
| | | | | | | | | | |
| | | | | | | | | | |
| | | | | | | | | | |
| | | | | | | | | | |
| | | | | | | | | | |
| | | | | | | | | | |
| | | | | | | | | | |
| | | | | | | | | | |
| | | | | | | | | | |
| | | | | | | | | | |
| | | | | | | | | | |
| | | | | | | | | | |
| | | | | | | | | | |
| | | | | | | | | | |
| | | | | | | | | | |
| | | | | | | | | | |
| | | | | | | | | | |
| | | | | | | | | | |

## Blutzucker messen

Vor dem Blutzucker messen sollten sie sich immer die Hände gründlich waschen. Dies sollte mit Neutraler Seife sein. Fassen Sie vor dem Blutzucker messen Obst an können sich die Werte drastisch erhöhen.

Ich habe den Versuch mal unternommen mit Obst hatte ich einen Wert von 180 ohne Obst waren es 120. Dies ist ein drastischer Unterschied vor allem kann man hier schnell in Unterzucker fallen.

## Wo sind meine Spritzstellen

Insulin immer an der gleichen Stelle spritzen hat nur den Vorteil, man hat keine Schmerzen mehr, aber leider entstehen hier Gewebeveränderungen. Aussehen tun die jetzt nicht wirklich schlimm, das Problem aber ist, das durch diese Veränderungen kein Insulin mehr dahin kann wo es hin soll, wenn ich wieder in diese Gewebeveränderungen einsteche. Am Besten ist es wenn man die Stellen wechselt. Hier ein Bild mit den häufig benutzen Spritzstellen. Man sollte rechts oben anfangen und hört unten links auf.

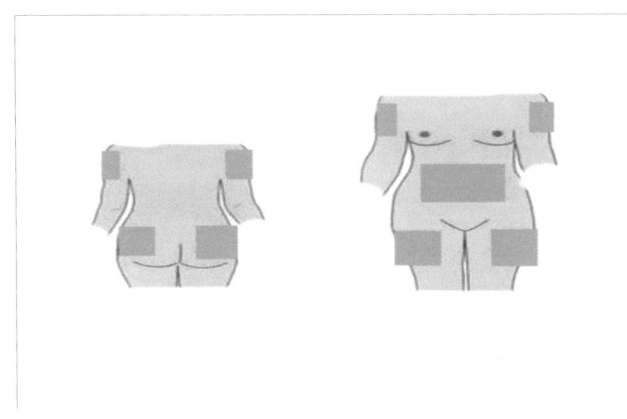

| mg/dl mmol/dl | Morgens | Zwischenmahlzeit | Mittags | Zwischemahlzeit | Abends | Zwischenmahlzeit | Spät | Einheiten | Datum |
|---|---|---|---|---|---|---|---|---|---|
| | | | | | | | | | |
| | | | | | | | | | |
| | | | | | | | | | |
| | | | | | | | | | |
| | | | | | | | | | |
| | | | | | | | | | |
| | | | | | | | | | |
| | | | | | | | | | |
| | | | | | | | | | |
| | | | | | | | | | |
| | | | | | | | | | |
| | | | | | | | | | |
| | | | | | | | | | |
| | | | | | | | | | |
| | | | | | | | | | |
| | | | | | | | | | |
| | | | | | | | | | |
| | | | | | | | | | |
| | | | | | | | | | |
| | | | | | | | | | |
| | | | | | | | | | |
| | | | | | | | | | |
| | | | | | | | | | |
| | | | | | | | | | |
| | | | | | | | | | |
| | | | | | | | | | |
| | | | | | | | | | |
| | | | | | | | | | |

## Fußpflege

Kontrollieren Sie ihre Füße jeden Abend vor dem Eincremen. Auffälligkeiten sollten Sie sofort ihrem Arzt zeigen.

Ich selbst wasche meine Füße mit Babyduschgel und creme sie dann mit einer Creme mit 5% Urena ein. Auch nehme ich zum Reinigen immer einen weichen Waschlappen. Da kann man sich nicht verletzen.

Wenn Sie Fußbäder machen sollten diese nicht länger als 5 Minuten dauern. Länger weicht die Haut zu arg auf. Die Temperatur sollte 35 Grad Celsius nicht überschreiten. Wenn Sie kein Temperaturempfinden mehr haben nehmen sie ein Badethermometer zur Hilfe.

Bitte niemals zu heiß baden. Sind die Nerven durch den Diabetes geschädigt merkt man Hitze und Kälte nicht mehr wie bei nicht geschädigten Nerven.

Auch sollten die Füße nicht trocken gerubbelt, sondern trocken getupft werden.

Ich kenne auch viele die ihre Füße mit einem Föhn trocknen. Bitte nicht hier kann es zu Verbrennungen kommen und die Füße trocknen durch das Föhnen zu arg aus.

Die Hornhaut sollte ein mal pro Woche entfernt werden. Am besten nehmen Sie einen Bimsstein und machen das während dem Fußbad, in der Dusche oder in der Badewanne. Wenn die Hornhaut weich ist geht es einfacher diese weg zu rubbeln.

Fußnägel sollten sie immer mit einer Nagelfeile kürzen und zwar so das der Nagel mit der Zehnkuppe abschließt.
Mein Diabetologe bekommt auch immer die Krise wenn ich barfuß durch die Gegend wandere.

| mg/dl mmol/dl | Morgens | Zwischenm ahlzeit | Mittags | Zwischema hlzeit | Abends | Zwischenm ahlzeit | Spät | Einheiten | Datum |
|---|---|---|---|---|---|---|---|---|---|
| | | | | | | | | | |
| | | | | | | | | | |
| | | | | | | | | | |
| | | | | | | | | | |
| | | | | | | | | | |
| | | | | | | | | | |
| | | | | | | | | | |
| | | | | | | | | | |
| | | | | | | | | | |
| | | | | | | | | | |
| | | | | | | | | | |
| | | | | | | | | | |
| | | | | | | | | | |
| | | | | | | | | | |
| | | | | | | | | | |
| | | | | | | | | | |
| | | | | | | | | | |
| | | | | | | | | | |
| | | | | | | | | | |
| | | | | | | | | | |
| | | | | | | | | | |
| | | | | | | | | | |
| | | | | | | | | | |
| | | | | | | | | | |
| | | | | | | | | | |
| | | | | | | | | | |
| | | | | | | | | | |
| | | | | | | | | | |
| | | | | | | | | | |
| | | | | | | | | | |
| | | | | | | | | | |

Ich laufe IMMER barfuß. Sommer wie Winter. Draußen wie drinnen. Also im Garten und im Haus. Außer Haus ziehe ich schon Schuhe an.

Auch habe ich gemerkt, das ich seit dem weniger bis überhaupt keine Blasenentzündungen mehr habe.

Barfußlaufen liebe ich.   Mein Diabetologe nicht.

Wir haben uns darauf geeinigt, das wenn ich die Fußmessung mit der „Stimmgabel" nicht mehr merke dann müssen Schuhe an die Füße. Solange das nicht so ist laufe ich barfuß.

Meiner Meinung nach merke ich deshalb die Gabel immer noch weil die Füße so einfach mehr trainiert werden, die Durchblutung stimmt einfach und sie entwickeln durch den Bodenkontakt auch mehr Gefühl.

Es gibt nix schöneres wie ohne Schuhe durch Sand oder über eine Wiese zu laufen.   Herrlich !!!!!!!

Auch mit den Füßen auf den Noppenbällen laufen fördert die Durchblutung.

Also meiner Meinung nach ist barfuß laufen gut klasse – aber ich bin ja kein Arzt.

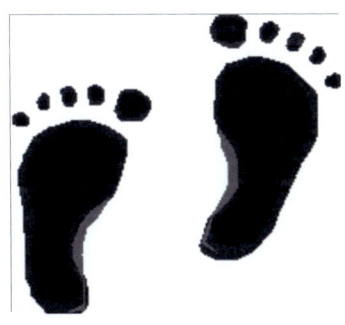

| mg/dl mmol/dl | Morgens | Zwischenmahlzeit | Mittags | Zwischemahlzeit | Abends | Zwischenmahlzeit | Spät | Einheiten | Datum |
|---|---|---|---|---|---|---|---|---|---|
| | | | | | | | | | |
| | | | | | | | | | |
| | | | | | | | | | |
| | | | | | | | | | |
| | | | | | | | | | |
| | | | | | | | | | |
| | | | | | | | | | |
| | | | | | | | | | |
| | | | | | | | | | |
| | | | | | | | | | |
| | | | | | | | | | |
| | | | | | | | | | |
| | | | | | | | | | |
| | | | | | | | | | |
| | | | | | | | | | |
| | | | | | | | | | |
| | | | | | | | | | |
| | | | | | | | | | |
| | | | | | | | | | |
| | | | | | | | | | |
| | | | | | | | | | |
| | | | | | | | | | |
| | | | | | | | | | |
| | | | | | | | | | |
| | | | | | | | | | |
| | | | | | | | | | |
| | | | | | | | | | |
| | | | | | | | | | |
| | | | | | | | | | |
| | | | | | | | | | |
| | | | | | | | | | |
| | | | | | | | | | |
| | | | | | | | | | |

## Stress und Diabetes

Wir haben uns vor 3 Jahren einen Hund gekauft, weil ich erstens Hunde mag und zweitens dachte ich das ein Hund und das Laufen meinem Zucker helfen könnte.

Weit gefehlt. Am Anfang war das so, dass mir der Stress mit dem Hund beim Laufen (nicht hören, bellen, erziehen) meinen Zucker zu weit in die Höhe getrieben hat. Am Anfang war uns das gar nicht klar, woher auf einmal diese hohen Werte stammen.

Irgendwann kam ich darauf das der Zucker immer nach dem Laufen in die Höhe geschossen ist. Eigentlich müsste er ja eher runter gehen bei 2 Stunden Laufen. Nee meiner war irgendwo bei 300 als wir wieder nach Hause kamen.

Jetzt ist unser Hund erzogen und es ist ein entspanntes Laufen – jetzt geht der Zucker auch nimmer hoch. Aber da sieht man wie der Stress in normalen Alttags Situationen dermaßen schwanken kann und es gibt viele solcher Stresssituationen.

Mein Diabetologe sagt mir auch immer ich solle schauen, das ich nicht gar so viel Stress habe. Das ist leichter gesagt als getan bei 3 Kindern. Aber ich versuche mir so oft wie es geht eine Auszeit zu nehmen. Nur leider beläuft sich diese auf 10 Minuten und einen Kaffee. Aber ich habe angefangen meinen Terminkalender nicht so voll zu stopfen. Habe auch meine Familie mit einbezogen. Aber wie sag ich so schön „Willkommen im Leben". Das ist meistens einfach ein Wunschdenken das das alles so klappt. Planen tu ich schon lange nicht mehr. Seit ich Kinder habe ist eigentlich kein Tag so abgelaufen wie ich es geplant hatte. Also hab ich eine Planung, bis auf Termine, einfach ausgeschalten. Seit dem lebe ich „leichter".

Meine Kinder sind jetzt auch schon so groß das ich ihnen mal sagen kann sie sollen mich einfach mal ein paar Minuten atmen lassen. Auch habe ich gelernt NEIN zu sagen. Ich muss nicht immer alles machen und ich muss auch nicht alles können. Lernen sie abzugeben und um Hilfe zu bitten. Am Anfang habe ich das auch nicht gemacht. Aber ich habe daraus gelernt. Des weiteren bin ich in der glücklichen Lage von zu Hause aus zu Arbeiten und mir meine Arbeit einteilen zu können.

| mg/dl mmol/dl | Morgens | Zwischenm ahlzeit | Mittags | Zwischema hlzeit | Abends | Zwischenm ahlzeit | Spät | Einheiten | Datum |
|---|---|---|---|---|---|---|---|---|---|
|  |  |  |  |  |  |  |  |  |  |
|  |  |  |  |  |  |  |  |  |  |
|  |  |  |  |  |  |  |  |  |  |
|  |  |  |  |  |  |  |  |  |  |
|  |  |  |  |  |  |  |  |  |  |
|  |  |  |  |  |  |  |  |  |  |
|  |  |  |  |  |  |  |  |  |  |
|  |  |  |  |  |  |  |  |  |  |
|  |  |  |  |  |  |  |  |  |  |
|  |  |  |  |  |  |  |  |  |  |
|  |  |  |  |  |  |  |  |  |  |
|  |  |  |  |  |  |  |  |  |  |
|  |  |  |  |  |  |  |  |  |  |
|  |  |  |  |  |  |  |  |  |  |
|  |  |  |  |  |  |  |  |  |  |
|  |  |  |  |  |  |  |  |  |  |
|  |  |  |  |  |  |  |  |  |  |
|  |  |  |  |  |  |  |  |  |  |
|  |  |  |  |  |  |  |  |  |  |
|  |  |  |  |  |  |  |  |  |  |
|  |  |  |  |  |  |  |  |  |  |
|  |  |  |  |  |  |  |  |  |  |
|  |  |  |  |  |  |  |  |  |  |
|  |  |  |  |  |  |  |  |  |  |
|  |  |  |  |  |  |  |  |  |  |
|  |  |  |  |  |  |  |  |  |  |
|  |  |  |  |  |  |  |  |  |  |
|  |  |  |  |  |  |  |  |  |  |
|  |  |  |  |  |  |  |  |  |  |
|  |  |  |  |  |  |  |  |  |  |

Gönnen Sie sich einfach mal eine Auszeit – und wenn es nur mal 10 Minuten Augenschließen sind. Das bringt so viel.

Wer mein erstes Buch gelesen hat weiß das meine Kinder mir täglich eine Auszeit geben müssen – ich setzte mich täglich 10 Minuten oder auch mal länger einfach auf das Sofa oder im Sommer in den Garten und trinke einen Kaffee oder eine Milch und komme einfach runter – in der Zeit sammle ich so viel Kraft das mir die Lautstärke meiner Kinder und ihrer Freunden nichts ausmacht. Hätte ich diese Zeit für mich nicht wäre ich bestimmt öfters gestresst.

Also Auszeit nehmen und genau sehen wie ihr Körper auf Stress reagiert. Geht der Zucker hoch oder eher runter. Da reagiert jeder Mensch anders darauf.

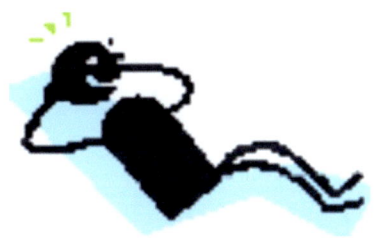

| mg/dl mmol/dl | Morgens | Zwischenm ahlzeit | Mittags | Zwischema hlzeit | Abends | Zwischenm ahlzeit | Spät | Einheiten | Datum |
|---|---|---|---|---|---|---|---|---|---|
| | | | | | | | | | |
| | | | | | | | | | |
| | | | | | | | | | |
| | | | | | | | | | |
| | | | | | | | | | |
| | | | | | | | | | |
| | | | | | | | | | |
| | | | | | | | | | |
| | | | | | | | | | |
| | | | | | | | | | |
| | | | | | | | | | |
| | | | | | | | | | |
| | | | | | | | | | |
| | | | | | | | | | |
| | | | | | | | | | |
| | | | | | | | | | |
| | | | | | | | | | |
| | | | | | | | | | |
| | | | | | | | | | |
| | | | | | | | | | |
| | | | | | | | | | |
| | | | | | | | | | |
| | | | | | | | | | |
| | | | | | | | | | |
| | | | | | | | | | |
| | | | | | | | | | |
| | | | | | | | | | |
| | | | | | | | | | |
| | | | | | | | | | |
| | | | | | | | | | |
| | | | | | | | | | |

# Urlaub

## … mit dem Auto

während der Fahrt sollten sie immer wieder eine Pause machen und den Blutzucker messen. Auch sollten sie immer Traubenzucker bei sich haben.

Bei uns ist das so, dass meistens mein Mann fährt und ich daneben meine Kommentare abgebe (Gott sei Dank gibt es Navi – da kommen wir auch da an wo wir hinwollen – anders wie mit der Karte und mich als Navi). Ich schaue auch immer das mein Zucker vor der Autofahrt schon etwas erhöht ist. Unsere Urlaubsorte liegen meist auch über 5 Stunden von uns entfernt. Mit 3 Kindern und Hund ist es für uns sinnvoll das ganze ohne Pause zu bewältigen. Also In einem durch.

Es kommt auch schon vor, das ich mich während der Autofahrt messe, spritze und esse. Wenn alle was essen mag ich ungern zu schauen. So bin ich bis jetzt am besten gefahren. Kam dann zwar mit einem etwas erhöhten Zucker an, habe aber dann am Urlaubsort gleich was gegessen und dies durch Insulin spritzen wieder ausgeglichen.

## … mit dem Flugzeug

Sie dürfen Ihre Diabetiker-Anhängsel wie Messstreifen, Insulin, Spritzen und was sie sonst noch brauchen mit ins Handgepäck nehmen.

1. brauchen Sie diese Sachen am Mann bzw. Frau.
2. Ist es im Frachtraum viel zu kalt.

Ich selbst habe mir von meinem Arzt auch immer bescheinigen lassen das ich Diabetikerin bin und mein Diabetikerbedarf mit führen darf.
So etwas nennt sich „Ärztliche Bescheinigung / Medical Certificate".
Bitte drauf achten immer in Deutsch und in Englisch mitführen. So gehen sie jeglicher Diskussion beim Einchecken aus dem Weg.

Sprechen Sie mit Ihrem Arzt auf jeden Fall die Zeitzonen ab in die Sie fliegen und lassen sich einen Therapieplan auf ihr Land abstimmen.
Nehmen sie immer mehr Insulin, Nadeln und Stechhilfen mit als sie normal in dieser Zeit brauchen.

| mg/dl mmol/dl | Morgens | Zwischenmahlzeit | Mittags | Zwischemahlzeit | Abends | Zwischenmahlzeit | Spät | Einheiten | Datum |
|---|---|---|---|---|---|---|---|---|---|
| | | | | | | | | | |
| | | | | | | | | | |
| | | | | | | | | | |
| | | | | | | | | | |
| | | | | | | | | | |
| | | | | | | | | | |
| | | | | | | | | | |
| | | | | | | | | | |
| | | | | | | | | | |
| | | | | | | | | | |
| | | | | | | | | | |
| | | | | | | | | | |
| | | | | | | | | | |
| | | | | | | | | | |
| | | | | | | | | | |
| | | | | | | | | | |
| | | | | | | | | | |
| | | | | | | | | | |
| | | | | | | | | | |
| | | | | | | | | | |
| | | | | | | | | | |
| | | | | | | | | | |
| | | | | | | | | | |
| | | | | | | | | | |
| | | | | | | | | | |
| | | | | | | | | | |
| | | | | | | | | | |
| | | | | | | | | | |
| | | | | | | | | | |
| | | | | | | | | | |
| | | | | | | | | | |
| | | | | | | | | | |
| | | | | | | | | | |

Es geht immer mal was zu Bruch oder sie brauchen vielleicht mehr Insulin, weil sie ganz anders essen.

Hierzu habe ich leider keine eigene Erfahrung oder Tipps, da wir noch nie mit dem Flugzeug unterwegs waren seit ich Diabetes habe.

Urlaub erinnert mich an mein nächstes Thema …..

| mg/dl mmol/dl | Morgens | Zwischenm ahlzeit | Mittags | Zwischema hlzeit | Abends | Zwischenm ahlzeit | Spät | Einheiten | Datum |
|---|---|---|---|---|---|---|---|---|---|
| | | | | | | | | | |
| | | | | | | | | | |
| | | | | | | | | | |
| | | | | | | | | | |
| | | | | | | | | | |
| | | | | | | | | | |
| | | | | | | | | | |
| | | | | | | | | | |
| | | | | | | | | | |
| | | | | | | | | | |
| | | | | | | | | | |
| | | | | | | | | | |
| | | | | | | | | | |
| | | | | | | | | | |
| | | | | | | | | | |
| | | | | | | | | | |
| | | | | | | | | | |
| | | | | | | | | | |
| | | | | | | | | | |
| | | | | | | | | | |
| | | | | | | | | | |
| | | | | | | | | | |
| | | | | | | | | | |
| | | | | | | | | | |
| | | | | | | | | | |
| | | | | | | | | | |
| | | | | | | | | | |
| | | | | | | | | | |
| | | | | | | | | | |

## .... **Sex**

Das ist allgemein ein großes Tabuthema. Ich kenne wenig Frauen die ganz offen mit ihrem Diabetologen darüber sprechen. Mir ging es nicht anders wobei ich, wenn ich im Ansatz davon angefangen habe, vom Frauenarzt zum Diabetologen geschickt wurde und vom Diabetologen wieder zum Frauenarzt. War nicht ganz so leicht.

Aber am Ende hab ich es geschafft, das mir Sex wieder Spaß macht und ich hier keinerlei Schmerzen mehr habe.

Jedes Mal nach dem Geschlechtsverkehr war ich im wahrsten Sinne des Wortes manchmal mehr als eine Woche aus dem Verkehr gezogen. BLASENENTZÜNDUNG nennt sich die Spaßbremse. Auch während dem Verkehr hatte ich immer wieder Schmerzen und es war am Schluss alles wund und Lust hatte ich auch keine mehr.

Nachdem das dann ein immer größeres Problem war und von einem normalen Sexleben in der Ehe überhaupt keine Rede mehr war ging ich zum Frauenarzt. Er kann mir da auch nicht helfen das ist ein Problem mit dem Zucker. Also zum Diabetologen. Der wiederum meinte das das ja Frauenarzt Sache sei und ich bitte das mit meinem FA besprechen solle. Super !!!! 2 Vormittage futsch und weiter war ich immer noch nicht.

Die Apotheke kannte mich schon weil ich jedes mal wieder etwas für die Blasenentzündung brauchte. Am Schluss hab ich dann vor und nach jedem Akt gleich Globuli Belladonna C200 eingenommen. Da war es dann ein bissi besser – aber ganz weg – Nie.

Also bin ich wieder zu meiner Apotheke des Vertrauens gegangen und hab der Apothekerin meinen kompletten Werdegang erzählt und sie um Rat gebeten. Was natürlich toll ist wenn man schon bei Ärzten war und eine Apothekerin dann die HILFE im Kopf hat und einem so helfen kann. Der Tipp der Apothekerin war Gleitcremes zu benutzen.

Nach dem ich dann mit den Gleitcremes der Apotheke angefangen hatte ( sind auf Wasserbasis) um die Scheide feucht zu halten – das aber auch nix brachte - haben wir die Gleitcremes ausprobiert auf Silikon Basis. Diese erhalten sie in Sex Shops.

| mg/dl mmol/dl | Morgens | Zwischenmahlzeit | Mittags | Zwischemahlzeit | Abends | Zwischenmahlzeit | Spät | Einheiten | Datum |
|---|---|---|---|---|---|---|---|---|---|
| | | | | | | | | | |
| | | | | | | | | | |
| | | | | | | | | | |
| | | | | | | | | | |
| | | | | | | | | | |
| | | | | | | | | | |
| | | | | | | | | | |
| | | | | | | | | | |
| | | | | | | | | | |
| | | | | | | | | | |
| | | | | | | | | | |
| | | | | | | | | | |
| | | | | | | | | | |
| | | | | | | | | | |
| | | | | | | | | | |
| | | | | | | | | | |
| | | | | | | | | | |
| | | | | | | | | | |
| | | | | | | | | | |
| | | | | | | | | | |
| | | | | | | | | | |
| | | | | | | | | | |
| | | | | | | | | | |
| | | | | | | | | | |
| | | | | | | | | | |
| | | | | | | | | | |
| | | | | | | | | | |
| | | | | | | | | | |

Also bin ich in so einen Sex Shop gegangen. War mir am Anfang etwas peinlich. Was da alles so rumsteht und was man da so sieht. Da hat man Bilder im Kopf die mag man gar nicht im Kopf haben – aber egal. Also hab ich mir ein Gleitgel auf Silikon Basis mitgenommen und probiert.

JUHUUUUUUUUU !!!!!!!!!!!

Es hat geklappt – von dem freundlichen Herrn hinter der Theke wurde mir dann ganz genau erklärt wie Wasserbasis und Silikonbasis funktioniert (war überhaupt nicht peinlich – nein – ich weiß nicht ob mein Kopf rot war – aber ich hab mich etwas komisch gefühlt)

Aber immerhin weiß ich jetzt das die Wasserbasis noch mehr austrocknet und die Silikonbasis feucht hält.

Die Gels gibt es auch online zu kaufen oder auch bei anderen Online Anbietern. Gel-Name: Pjur-Woman.

Und es macht Nachts wieder Spaß.

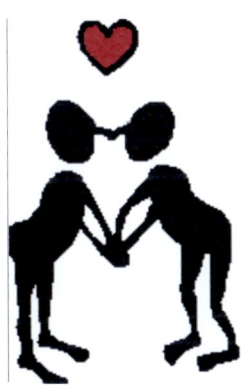

Um beim Thema zu bleiben......

| mg/dl mmol/dl | Morgens | Zwischenm ahlzeit | Mittags | Zwischema hlzeit | Abends | Zwischenm ahlzeit | Spät | Einheiten | Datum |
|---|---|---|---|---|---|---|---|---|---|
| | | | | | | | | | |
| | | | | | | | | | |
| | | | | | | | | | |
| | | | | | | | | | |
| | | | | | | | | | |
| | | | | | | | | | |
| | | | | | | | | | |
| | | | | | | | | | |
| | | | | | | | | | |
| | | | | | | | | | |
| | | | | | | | | | |
| | | | | | | | | | |
| | | | | | | | | | |
| | | | | | | | | | |
| | | | | | | | | | |
| | | | | | | | | | |
| | | | | | | | | | |
| | | | | | | | | | |
| | | | | | | | | | |
| | | | | | | | | | |
| | | | | | | | | | |
| | | | | | | | | | |
| | | | | | | | | | |
| | | | | | | | | | |
| | | | | | | | | | |
| | | | | | | | | | |
| | | | | | | | | | |
| | | | | | | | | | |
| | | | | | | | | | |
| | | | | | | | | | |

# Verhütung – Pille – Spirale – Kondom

Ich selbst habe die Hormonspirale gewählt.

Hier mal so grob die 4 Bereiche erklärt.

## Kupferspirale:
Hier sind keine Hormone im Spiel. Mein Frauenarzt hat mit mir ein Gespräch geführt und mir das ganz genau erklärt.

## Pille:
Die Pille enthält Hormone, Östrogene und Gestagen. Zwar in niedriger Dosierung aber sie werden trotzdem ausgeschüttet. Sie verhindern so den Eisprung.
Ich hatte da immer Bedenken gerade wenn ich andere Medikamente eingenommen habe oder auch Antibiotikum. Hier ist der Schutz dann einfach nicht mehr gegeben. Das gleiche gilt bei Durchfall und Erbrechen. Also haben wir trotz Pille immer noch Kondome benutzt. Im Prinzip doppelt verhütet.

## Hormonspirale:
Also ich habe eine Hormonspirale. Diese setzt geringe Hormonmengen genau in der Gebärmutter frei und nicht im ganzen Körper so wie bei der Pille. Eine Hormonspirale, so wurde mir erklärt, wurde aus Kupferspirale und Pille zusammengesetzt. Wenn ich bei einer Spirale Durchfall habe, brechen muss oder Medikamente einnehme wirkt sich das nicht aus. Der Schutz ist immer noch gegeben. Die Spirale bleibt in der Regel 5 Jahre im Körper.

Ich bin mit der Spirale selbst sehr zufrieden und würde es auch so immer wieder machen. Ich merke viel weniger Blutzucker Schwankungen während meinen Tagen (diese bekomme ich zwischendurch trotzdem) wie bei der Pille.

| mg/dl mmol/dl | Morgens | Zwischenm ahlzeit | Mittags | Zwischema hlzeit | Abends | Zwischenm ahlzeit | Spät | Einheiten | Datum |
|---|---|---|---|---|---|---|---|---|---|
| | | | | | | | | | |
| | | | | | | | | | |
| | | | | | | | | | |
| | | | | | | | | | |
| | | | | | | | | | |
| | | | | | | | | | |
| | | | | | | | | | |
| | | | | | | | | | |
| | | | | | | | | | |
| | | | | | | | | | |
| | | | | | | | | | |
| | | | | | | | | | |
| | | | | | | | | | |
| | | | | | | | | | |
| | | | | | | | | | |
| | | | | | | | | | |
| | | | | | | | | | |
| | | | | | | | | | |
| | | | | | | | | | |
| | | | | | | | | | |
| | | | | | | | | | |
| | | | | | | | | | |
| | | | | | | | | | |
| | | | | | | | | | |
| | | | | | | | | | |
| | | | | | | | | | |
| | | | | | | | | | |
| | | | | | | | | | |
| | | | | | | | | | |
| | | | | | | | | | |
| | | | | | | | | | |

## Kondom:

Kondome sind nicht so sicher wie die o.g. Präparate. Aber ein Kondom ist besser als nix. Also sollten sie sich mit keinem der o.g. Präparate anfreunden können nehmen sie lieber ein Kondom.

Am besten ist immer ein Beratungsgespräch mit dem Frauenarzt. Mir hatte das auch sehr weitergeholfen, da ich von der Pille immer sehr überzeugt war.

Aber nachdem ich die Spirale hatten und auch nach den ersten 5 Jahren Spirale sofort wieder schwanger wurde (natürlich nach der Entfernung) , würde ich selbst eine Spirale nur empfehlen.

| mg/dl mmol/dl | Morgens | Zwischenm ahlzeit | Mittags | Zwischema hlzeit | Abends | Zwischenm ahlzeit | Spät | Einheiten | Datum |
|---|---|---|---|---|---|---|---|---|---|
| | | | | | | | | | |
| | | | | | | | | | |
| | | | | | | | | | |
| | | | | | | | | | |
| | | | | | | | | | |
| | | | | | | | | | |
| | | | | | | | | | |
| | | | | | | | | | |
| | | | | | | | | | |
| | | | | | | | | | |
| | | | | | | | | | |
| | | | | | | | | | |
| | | | | | | | | | |
| | | | | | | | | | |
| | | | | | | | | | |
| | | | | | | | | | |
| | | | | | | | | | |
| | | | | | | | | | |
| | | | | | | | | | |
| | | | | | | | | | |
| | | | | | | | | | |
| | | | | | | | | | |
| | | | | | | | | | |
| | | | | | | | | | |
| | | | | | | | | | |
| | | | | | | | | | |
| | | | | | | | | | |
| | | | | | | | | | |
| | | | | | | | | | |
| | | | | | | | | | |
| | | | | | | | | | |

## Unterzucker:

Was auch immer wieder ein großes Tabuthema ist, das habe ich auch bei meinen Gesprächen mit anderen Diabetiker gemerkt, sind die Aggressionen bei Unterzuckerung.

Viele Mitmenschen können mit diesen nicht umgehen, weil sie gar nicht wissen und verstehen warum man von jetzt auf gleich aggressiv wird.

Mein Sohn hat das mal ganz toll formuliert. Er meinte zu mir: *„Oh Mama du bist ja nur am schimpfen und schreien – messe mal deinen Zucker und nimm Traubenzucker das du wieder normal wirst."*

Erst da hab ich auch selbst gemerkt wie ich auf Unterzuckerung (Hypo) reagiere. Ich habe es dann mal in einer Art Tagebuch aufgeschrieben und es stimmt wirklich. Jedes mal wenn ich eine Hypo hatte wurde ich aggressiv – in dem Sinne das ich wirklich wegen jedem und alles geschrien habe und mir alles zu viel und zu anstrengend wurde.

Ich habe es dann den Mitmenschen um mich rum erklärt, wenn sie die Symptome an mir erkennen, das sie mich darauf hinweisen sollen und ich einfach messe und meinen Traubenzucker nehme.

Manchmal hab ich es einfach selbst nicht gemerkt.

Was mir auch manchmal passiert ist, das ich auf einmal anfange wirres Zeug zu reden, auch das passiert häufig bei Hypos.

Meine Mitmenschen habe ich für so etwas sensibilisiert und die wissen genau auf welche Signale sie achten müssen.

*Eine Hypo ist LEBENSGEFÄHRLICH.*

| mg/dl mmol/dl | Morgens | Zwischenmahlzeit | Mittags | Zwischemahlzeit | Abends | Zwischenmahlzeit | Spät | Einheiten | Datum |
|---|---|---|---|---|---|---|---|---|---|
|  |  |  |  |  |  |  |  |  |  |
|  |  |  |  |  |  |  |  |  |  |
|  |  |  |  |  |  |  |  |  |  |
|  |  |  |  |  |  |  |  |  |  |
|  |  |  |  |  |  |  |  |  |  |
|  |  |  |  |  |  |  |  |  |  |
|  |  |  |  |  |  |  |  |  |  |
|  |  |  |  |  |  |  |  |  |  |
|  |  |  |  |  |  |  |  |  |  |
|  |  |  |  |  |  |  |  |  |  |
|  |  |  |  |  |  |  |  |  |  |
|  |  |  |  |  |  |  |  |  |  |
|  |  |  |  |  |  |  |  |  |  |
|  |  |  |  |  |  |  |  |  |  |
|  |  |  |  |  |  |  |  |  |  |
|  |  |  |  |  |  |  |  |  |  |
|  |  |  |  |  |  |  |  |  |  |
|  |  |  |  |  |  |  |  |  |  |
|  |  |  |  |  |  |  |  |  |  |
|  |  |  |  |  |  |  |  |  |  |
|  |  |  |  |  |  |  |  |  |  |
|  |  |  |  |  |  |  |  |  |  |
|  |  |  |  |  |  |  |  |  |  |
|  |  |  |  |  |  |  |  |  |  |
|  |  |  |  |  |  |  |  |  |  |
|  |  |  |  |  |  |  |  |  |  |
|  |  |  |  |  |  |  |  |  |  |
|  |  |  |  |  |  |  |  |  |  |
|  |  |  |  |  |  |  |  |  |  |
|  |  |  |  |  |  |  |  |  |  |

Von einer Hypo spricht man bei einem Wert von 75 mg/dl (4,1 mmol/dl) ganz gravierend wird es unter 50mg/dl (2,8 mmol/dl)

**Symptome eine Hypo:**

- Heißhunger
- schweißige Hände
- innere Unruhe
- Herzklopfen
- Zittern
- Übelkeit / Erbrechen

Erkennt man es nicht gleich kann es auch zu

- Fehlfunktionen des Gehirns
- Müdigkeit
- Konzentrationsstörungen

führen.

Ist es im Endstadium angekommen kann man mit

- epileptischen Anfällen (eher selten)
- lcbensgefährlicher Unterzucker-Schock
- Lähmungserscheinungen
- Koma (schlimmster Fall)

rechnen.


Ich versuche so gut es geht eine Hypo zu vermeiden – aber es geht halt nicht immer. Daher habe ich **IMMER** Traubenzucker oder auch die Glukoselösung vom Arzt dabei. Egal ob Auto oder Spaziergang. In jeder Handtasche und in jeder Jacke fliegen bei mir Traubenzucker rum. Das ist **LEBENSWICHTIG.**

| mg/dl mmol/dl | Morgens | Zwischenmahlzeit | Mittags | Zwischemahlzeit | Abends | Zwischenmahlzeit | Spät | Einheiten | Datum |
|---|---|---|---|---|---|---|---|---|---|
| | | | | | | | | | |
| | | | | | | | | | |
| | | | | | | | | | |
| | | | | | | | | | |
| | | | | | | | | | |
| | | | | | | | | | |
| | | | | | | | | | |
| | | | | | | | | | |
| | | | | | | | | | |
| | | | | | | | | | |
| | | | | | | | | | |
| | | | | | | | | | |
| | | | | | | | | | |
| | | | | | | | | | |
| | | | | | | | | | |
| | | | | | | | | | |
| | | | | | | | | | |
| | | | | | | | | | |
| | | | | | | | | | |
| | | | | | | | | | |
| | | | | | | | | | |
| | | | | | | | | | |
| | | | | | | | | | |
| | | | | | | | | | |
| | | | | | | | | | |
| | | | | | | | | | |
| | | | | | | | | | |
| | | | | | | | | | |
| | | | | | | | | | |
| | | | | | | | | | |

## Heißhunger bei Hypo

Das ist für mich ein ganz blödes Thema. Weil es einfach so ist. Wenn ich eine Hypo habe könnte ich alles mögliche in mich rein stopfen bis es mir dann so schlecht ist das ich mich nur noch hinlege und Tropfen gegen Übelkeit einnehme. Blöd. Aber ich habe schon versucht dagegen anzukämpfen und wirklich nur eine Banane zu essen. Irgendwie hat das aber nicht funktioniert.

Hier schreit mein Gehirn nur  HUNGER  HUNGER  HUNGER

und dann esse ich. Doof weil mein Zucker dann danach wieder zu hoch ist – spritze ich aber zwischen durch Insulin (was ich auch schon probiert habe) bekomme ich noch mehr Hunger. Also eigentlich auch nix gewonnen.

Ich muss mich jetzt einfach zusammenreißen und mehr trinken wie essen – d.h. Ich trinke Apfelsaft oder Orangensaft und esse eine Banane oder ein Brot dazu. Auch wenn es schwerfällt. Und wenn es gar nicht ohne Fressattacken geht messe ich mich nach 2 Stunden und spritze dann zum Ausgleich um wieder auf normale Werte zu kommen.

Also haben sie auch solche Fressattacken auf zum Arzt - keine falsche Scheu sonder das einfach Ansprechen. Hier reagiert auch jeder Mensch anders.

| mg/dl mmol/dl | Morgens | Zwischenm ahlzeit | Mittags | Zwischema hlzeit | Abends | Zwischenm ahlzeit | Spät | Einheiten | Datum |
|---|---|---|---|---|---|---|---|---|---|
| | | | | | | | | | |
| | | | | | | | | | |
| | | | | | | | | | |
| | | | | | | | | | |
| | | | | | | | | | |
| | | | | | | | | | |
| | | | | | | | | | |
| | | | | | | | | | |
| | | | | | | | | | |
| | | | | | | | | | |
| | | | | | | | | | |
| | | | | | | | | | |
| | | | | | | | | | |
| | | | | | | | | | |
| | | | | | | | | | |
| | | | | | | | | | |
| | | | | | | | | | |
| | | | | | | | | | |
| | | | | | | | | | |
| | | | | | | | | | |
| | | | | | | | | | |
| | | | | | | | | | |
| | | | | | | | | | |
| | | | | | | | | | |
| | | | | | | | | | |
| | | | | | | | | | |
| | | | | | | | | | |
| | | | | | | | | | |
| | | | | | | | | | |
| | | | | | | | | | |
| | | | | | | | | | |
| | | | | | | | | | |

## Zu hoher Zucker / Hyper

Bei einer Hyper ist die Lebensgefahr viel geringer als bei einer Hypo.

Merken tun sie diesen „Überzucker" an folgenden Symptomen:

- Aceton Geruch (riecht nach gegärtem Apfelsaft)
- Übelkeit / Erbrechen
- häufige Toilettengänge (Wasserlassen)
- vertiefte Atmung – schwere Atmung

Ich selbst merke es meistens beim Wasserlassen an dem Acetongeruch. Das ist so mein Zeichen – ich muss mich messen.

Ein Diabetisches Koma einer Überzuckerung kommt erst ab einem Wert ab ca. 600mg/dl (33,3 mmol/dl).

| mg/dl mmol/dl | Morgens | Zwischenmahlzeit | Mittags | Zwischemahlzeit | Abends | Zwischenmahlzeit | Spät | Einheiten | Datum |
|---|---|---|---|---|---|---|---|---|---|
| | | | | | | | | | |
| | | | | | | | | | |
| | | | | | | | | | |
| | | | | | | | | | |
| | | | | | | | | | |
| | | | | | | | | | |
| | | | | | | | | | |
| | | | | | | | | | |
| | | | | | | | | | |
| | | | | | | | | | |
| | | | | | | | | | |
| | | | | | | | | | |
| | | | | | | | | | |
| | | | | | | | | | |
| | | | | | | | | | |
| | | | | | | | | | |
| | | | | | | | | | |
| | | | | | | | | | |
| | | | | | | | | | |
| | | | | | | | | | |
| | | | | | | | | | |
| | | | | | | | | | |
| | | | | | | | | | |
| | | | | | | | | | |
| | | | | | | | | | |
| | | | | | | | | | |
| | | | | | | | | | |
| | | | | | | | | | |
| | | | | | | | | | |

## Die Werte in einer Übersicht:

über 250 mg/dl

Hyper

75mg/dl - 200 mg/dl

Normal

unter 75mg/dl

Hypo

| 250 mg/dl | = über 13,8 mmol/dl |
|---|---|
| 75mg/dl – 200mg/dl | = 4,16 mmol/dl – 11.1 mmol/dl |
| unter 75mg/dl | = unter 4.16 mmol/dl |

| mg/dl mmol/dl | Morgens | Zwischenmahlzeit | Mittags | Zwischemahlzeit | Abends | Zwischenmahlzeit | Spät | Einheiten | Datum |
|---|---|---|---|---|---|---|---|---|---|
| | | | | | | | | | |
| | | | | | | | | | |
| | | | | | | | | | |
| | | | | | | | | | |
| | | | | | | | | | |
| | | | | | | | | | |
| | | | | | | | | | |
| | | | | | | | | | |
| | | | | | | | | | |
| | | | | | | | | | |
| | | | | | | | | | |
| | | | | | | | | | |
| | | | | | | | | | |
| | | | | | | | | | |
| | | | | | | | | | |
| | | | | | | | | | |
| | | | | | | | | | |
| | | | | | | | | | |
| | | | | | | | | | |
| | | | | | | | | | |
| | | | | | | | | | |
| | | | | | | | | | |
| | | | | | | | | | |
| | | | | | | | | | |
| | | | | | | | | | |
| | | | | | | | | | |
| | | | | | | | | | |

# HbA1C in der Übersicht

| HbA1C | Mittlerer BZ | Stoffwechselkontrolle |
|---|---|---|
| < 5% | 100 | Normo Glyk. |
| 5,1 – 6 % | 100 – 130 | Sehr gut |
| 6,1 – 7 % | 130 – 160 | Gut |
| 7,1 – 8 % | 160 – 190 | Mäßig |
| 8,1 – 10 % | 190 – 250 | Schlecht |
| > 10% | > 250 | Sehr schlecht |

Werte lt. Diabetologe

## Umrechnung mg/ dl in mmol/l

$$mg/dl = \frac{1}{18{,}02} \quad mmol/l$$

## BE-Berechnung:

4kcal     =     1g KH
12g KH   =     1 BE

| mg/dl mmol/dl | Morgens | Zwischenmahlzeit | Mittags | Zwischemahlzeit | Abends | Zwischenmahlzeit | Spät | Einheiten | Datum |
|---|---|---|---|---|---|---|---|---|---|
| | | | | | | | | | |
| | | | | | | | | | |
| | | | | | | | | | |
| | | | | | | | | | |
| | | | | | | | | | |
| | | | | | | | | | |
| | | | | | | | | | |
| | | | | | | | | | |
| | | | | | | | | | |
| | | | | | | | | | |
| | | | | | | | | | |
| | | | | | | | | | |
| | | | | | | | | | |
| | | | | | | | | | |
| | | | | | | | | | |
| | | | | | | | | | |
| | | | | | | | | | |
| | | | | | | | | | |
| | | | | | | | | | |
| | | | | | | | | | |
| | | | | | | | | | |
| | | | | | | | | | |
| | | | | | | | | | |
| | | | | | | | | | |
| | | | | | | | | | |
| | | | | | | | | | |
| | | | | | | | | | |
| | | | | | | | | | |
| | | | | | | | | | |

## Homöopathie bei Diabetes

Diabetes geht mit Homöopathie nicht weg, aber ich habe gemerkt, das man einiges damit bewirken kann.

Hier mal eine Auflistung:

## .... Globuli

- Chionanthus virginica D2 - D12
  Bei Müdigkeit und Schlappheit

- Cobaltum nitricum D4 – D12
  Schwäche des roten Knochenmarks

- Datisca D3 – D12
  bei leichter Form des Diabetes

- Kalium Sulfuricum D6 – D12
  weinerliche, depressive Stimmung

- Propolis D12
  bei diabetischen Hautreizungen

- Phosporus D12
  Durstgefühl wird gelindert

Bei Globuli sollten Sie dies am Besten mit dem Arzt oder Apotheker besprechen – dies ist nur eine Auflistung derer die es gibt.

Da ich Ihre Symptome nicht kenne kann ich dies auch nicht für Sie entscheiden. Die Globuli ersetzen keine Diabetes-Behandlung.

| mg/dl mmol/dl | Morgens | Zwischenmahlzeit | Mittags | Zwischemahlzeit | Abends | Zwischenmahlzeit | Spät | Einheiten | Datum |
|---|---|---|---|---|---|---|---|---|---|
|  |  |  |  |  |  |  |  |  |  |
|  |  |  |  |  |  |  |  |  |  |
|  |  |  |  |  |  |  |  |  |  |
|  |  |  |  |  |  |  |  |  |  |
|  |  |  |  |  |  |  |  |  |  |
|  |  |  |  |  |  |  |  |  |  |
|  |  |  |  |  |  |  |  |  |  |
|  |  |  |  |  |  |  |  |  |  |
|  |  |  |  |  |  |  |  |  |  |
|  |  |  |  |  |  |  |  |  |  |
|  |  |  |  |  |  |  |  |  |  |
|  |  |  |  |  |  |  |  |  |  |
|  |  |  |  |  |  |  |  |  |  |
|  |  |  |  |  |  |  |  |  |  |
|  |  |  |  |  |  |  |  |  |  |
|  |  |  |  |  |  |  |  |  |  |
|  |  |  |  |  |  |  |  |  |  |
|  |  |  |  |  |  |  |  |  |  |
|  |  |  |  |  |  |  |  |  |  |
|  |  |  |  |  |  |  |  |  |  |
|  |  |  |  |  |  |  |  |  |  |
|  |  |  |  |  |  |  |  |  |  |
|  |  |  |  |  |  |  |  |  |  |
|  |  |  |  |  |  |  |  |  |  |
|  |  |  |  |  |  |  |  |  |  |
|  |  |  |  |  |  |  |  |  |  |
|  |  |  |  |  |  |  |  |  |  |
|  |  |  |  |  |  |  |  |  |  |
|  |  |  |  |  |  |  |  |  |  |
|  |  |  |  |  |  |  |  |  |  |
|  |  |  |  |  |  |  |  |  |  |

..... **SchüsslerSalze**

Anregung des Stoffwechsels:

- Calcium Sulfuricum D6 – Nr. 12
- Kalium Chloratum D5 – Nr. 4
- Natrium Phosporicum D6 – Nr. 9
  (habe ich selbst auch schon genommen)

Senkung des Blutzuckerspiegels

- Kalium Chloratum D6 – Nr. 4
- Natrium Sulfuricum D6 -  Nr. 10

**Nochmals der Hinweis – dies soll eine Anregung sein und kein Therapieersatz.**

Auch bei Einnahme von SchüsslerSalzen bitte mit Ihrem Arzt abklären oder einen Apotheker fragen.

Ein Auszug von  www.globuli.org
www.homoeopathie-liste.de – hier gibt es noch weitere Präparate

| mg/dl mmol/dl | Morgens | Zwischenm ahlzeit | Mittags | Zwischema hlzeit | Abends | Zwischenm ahlzeit | Spät | Einheiten | Datum |
|---|---|---|---|---|---|---|---|---|---|
|  |  |  |  |  |  |  |  |  |  |
|  |  |  |  |  |  |  |  |  |  |
|  |  |  |  |  |  |  |  |  |  |
|  |  |  |  |  |  |  |  |  |  |
|  |  |  |  |  |  |  |  |  |  |
|  |  |  |  |  |  |  |  |  |  |
|  |  |  |  |  |  |  |  |  |  |
|  |  |  |  |  |  |  |  |  |  |
|  |  |  |  |  |  |  |  |  |  |
|  |  |  |  |  |  |  |  |  |  |
|  |  |  |  |  |  |  |  |  |  |
|  |  |  |  |  |  |  |  |  |  |
|  |  |  |  |  |  |  |  |  |  |
|  |  |  |  |  |  |  |  |  |  |
|  |  |  |  |  |  |  |  |  |  |
|  |  |  |  |  |  |  |  |  |  |
|  |  |  |  |  |  |  |  |  |  |
|  |  |  |  |  |  |  |  |  |  |
|  |  |  |  |  |  |  |  |  |  |
|  |  |  |  |  |  |  |  |  |  |
|  |  |  |  |  |  |  |  |  |  |
|  |  |  |  |  |  |  |  |  |  |
|  |  |  |  |  |  |  |  |  |  |
|  |  |  |  |  |  |  |  |  |  |
|  |  |  |  |  |  |  |  |  |  |
|  |  |  |  |  |  |  |  |  |  |
|  |  |  |  |  |  |  |  |  |  |
|  |  |  |  |  |  |  |  |  |  |
|  |  |  |  |  |  |  |  |  |  |
|  |  |  |  |  |  |  |  |  |  |
|  |  |  |  |  |  |  |  |  |  |

In meinem ersten Buch habe ich die Schwangerschaft beschrieben, so wie ich sie erlebt und durchlebt habe. Jetzt möchte ich ihnen einen Einblick in meinen ALLTAG geben.

Naja ALLTAG ist bei mir vielleicht falsch gesagt. Es ist ja nicht ALL TAG gleich, wäre ja auch zu schön.

Ich selber habe auch schon aufgehört zu planen – bringt eh nix.

Also mein normaler Ablauf sieht so aus:

Morgens:

- Mein Wecker klingelt um 6.00h, da ich ein Morgenmuffel bin nutze ich die Gelegenheit und bleib noch bis 7.00h liegen, da mein Mann die beiden Großen zum Bahnhof fährt
- dann mach ich unseren Kleinen in den Kindergarten
- alle aus dem Haus – endlich in Ruhe frühstücken und dann gehe ich mit dem Hund raus
- jetzt gehe ich einen Stock höher um zu arbeiten oder fahre zu einem Kunden
- schnell noch durchs Haus gefegt (im wahrsten Sinne des Wortes)

Juhu wir sind beim Mittag angelangt

- Mittagessen
- Schulaufgaben
- Taxi Mama für die beiden Großen
- Spiele Mama für den Kleinen

Oh ist schon Abend??!!

- Abendessen
- Kids ins Bett
- Austausch mit dem Ehemann (den gibt es ja auch noch)

23h erreicht – ins Bett
Ein Tag so wie er geplant ist – was aber eigentlich nie so klappt

| mg/dl mmol/dl | Morgens | Zwischenm ahlzeit | Mittags | Zwischema hlzeit | Abends | Zwischenm ahlzeit | Spät | Einheiten | Datum |
|---|---|---|---|---|---|---|---|---|---|
| | | | | | | | | | |
| | | | | | | | | | |
| | | | | | | | | | |
| | | | | | | | | | |
| | | | | | | | | | |
| | | | | | | | | | |
| | | | | | | | | | |
| | | | | | | | | | |
| | | | | | | | | | |
| | | | | | | | | | |
| | | | | | | | | | |
| | | | | | | | | | |
| | | | | | | | | | |
| | | | | | | | | | |
| | | | | | | | | | |
| | | | | | | | | | |
| | | | | | | | | | |
| | | | | | | | | | |
| | | | | | | | | | |
| | | | | | | | | | |
| | | | | | | | | | |
| | | | | | | | | | |
| | | | | | | | | | |
| | | | | | | | | | |
| | | | | | | | | | |
| | | | | | | | | | |
| | | | | | | | | | |
| | | | | | | | | | |
| | | | | | | | | | |
| | | | | | | | | | |
| | | | | | | | | | |

Es liest sich auch so schon stressig – sogar für mich wenn ich das jetzt so schreibe – fühlt sich aber nicht stressig an – weil - ist bei uns normal.

Das Problem ist einfach nur – es läuft so nie wirklich ab – und das größte Problem ist – der Zucker läuft hinterher.

Es ist auch schon ganz oft vorgekommen das ich mich gespritzt habe, meine Tochter angerufen hat das sie 2 Stunden früher aus hat – es kein Bus fährt und ich sie abholen soll. Also noch schnell Brot mit Käse und Apfel zwischen die Zähne und das mit Schlüssel in der Hand auf dem Weg zum Auto. SUPER !!!!!

Ich kann das einfach nie voraussehen. Deshalb liegt bei mir überall Traubenzucker verstreut rum. Den brauche ich schon mal ab und zu.

Der Stress treibt meinen Zucker auch regelmäßig in die Höhe. Und Stress ist in unserer Familie mit 5 Personen einfach normal. Und ich denke da geht es nicht mir alleine so. Hoffe ich einfach mal.

Mit Absprache meines Diabetologen habe ich dann das Langzeitinsulin erhöht. Einheit für Einheit bis es etwas besser geworden ist. Trotzdem muss ich mir von meinem Diabetologen immer noch anhören. Mein HbA1C ist wie eine Fahne im Wind. Mal hoch, mal normal, dann wieder hoch. Das macht mich selber wahnsinnig, weil ich in dem Moment wo ich richtig viel Stress habe – weil Stress zu Hause und bei der Arbeit – tut dem Zucker nicht wirklich gut – da ist er besonders hoch.

Also habe ich in der Hinsicht was geändert, das die Kinder einfach mehr eingespannt wurden und ich mich auch mal 10 min. mittags einfach ausruhen konnte.
Dann musste ich mir Sprüche anhören wie: „ Hä wir tragen die Wäsche in die Zimmer und du legst dich hin – spielen wir jetzt verkehrte Welt ?" kam von meiner Tochter. Der Kleine meinte dann „ Kinderarbeit ist verboten – mag ich nicht – warum immer ich". Gemacht haben sie es jetzt zum Schluss doch und dabei sind sie ein Stück selbstständiger und ich ruhiger geworden.

Aber der Hungerblick den haben immer noch alle vor dem Mittagessen. Ja das liegt daran, das wir generell immer unseren Kühlschrank mit einem Schloss verriegeln und auch die Küchentür wird abgeschlossen. Daher sehen sich meine beiden Großen außer Stande etwas zu

| mg/dl mmol/dl | Morgens | Zwischenmahlzeit | Mittags | Zwischemahlzeit | Abends | Zwischenmahlzeit | Spät | Einheiten | Datum |
|---|---|---|---|---|---|---|---|---|---|
| | | | | | | | | | |
| | | | | | | | | | |
| | | | | | | | | | |
| | | | | | | | | | |
| | | | | | | | | | |
| | | | | | | | | | |
| | | | | | | | | | |
| | | | | | | | | | |
| | | | | | | | | | |
| | | | | | | | | | |
| | | | | | | | | | |
| | | | | | | | | | |
| | | | | | | | | | |
| | | | | | | | | | |
| | | | | | | | | | |
| | | | | | | | | | |
| | | | | | | | | | |
| | | | | | | | | | |
| | | | | | | | | | |
| | | | | | | | | | |
| | | | | | | | | | |
| | | | | | | | | | |
| | | | | | | | | | |
| | | | | | | | | | |
| | | | | | | | | | |
| | | | | | | | | | |
| | | | | | | | | | |
| | | | | | | | | | |
| | | | | | | | | | |
| | | | | | | | | | |

Essen zu machen.

Dann kam die Aufklärung – einfach Klinke runter drücken. Siehe da die Küchentüre geht von ganz alleine auf. Wer hätte das gedacht. Und auch den Kühlschrank kann man durch ziehen am Griff ganz einfach öffnen. Ja und das beste – er ist gefüllt – zumindest zeitweise. Jetzt müssen wir nur noch lernen das auch die Besteckschubladen und die Teller nicht verschlossen sind. Dann bekommen sie bestimmt auch noch mal hin den Tisch zu decken und wir können mittags dann zusammen essen in dem Moment wo ich mit dem Jüngsten durch die Eingangstüre komme und nicht erst wenn ich alles gedeckt habe und die Mannschaft sich an den gedeckten und fertigen Tisch setzt.

Am Anfang lief es noch ein bisschen zäh aber so langsam helfen doch alle mit und so habe ich einfach auch mal eine „Auszeit" für mich.

Versuchen auch sie sich einfach mal eine „Auszeit" zu nehmen. Egal ob bei der Arbeit die Mittagspause einfach bei schönem Wetter draußen genießen und mal nicht reden und einfach ein bissi die Augen schließen. Da reichen schon 10 – 15 Minuten.

Auch habe ich gemerkt, das ich (zu meinem Leidwesen) das Haus nicht mehr an einem Tag putzen kann. Manchmal kommt es aber immer noch vor weil es anders nicht geht. Ich mag es am Wochenende einfach gerne aufgeräumt. Wobei es eigentlich Schwachsinn ist. Ich kann am Montag nämlich wieder jedem hinter her räumen. Also könnte ich es auch gleich auf Montag verlegen. Aber egal.

Räume ich dann doch mal alles an einem Tag auf, dann bekomme ich abends die Retourkutsche. Ich liege dann wie Tot auf dem Sofa und könnte eigentlich nur ins Bett, weil der Zucker in der Zeit , keine Ahnung wie oft in Unterzucker gerutscht ist. Ich immer wieder zwischendurch Süßes gegessen und getrunken habe. Das sind dann die Tage, in denen ich freiwillig früh und unfreiwillig mit Kopfweh ins Bett gehe.

Hier musste sich etwas ändern. Kennen sie auch „Krimskrams" sagt mein Mann immer. Alles das was unnötig in den Räumen rumsteht – schön aussieht und bei jedem Staubwischen oder Saugen in die Hand genommen werden muss? Ja sie haben das auch? Ich auch noch aber viel viel weniger. Manches musste einfach weichen. Leider. Aber es bringt ja nix, wenn ich erst mal 2 Stunden brauch um alles auf die Selte zu räumen bevor Ich überhaupt anfangen kann zu saugen und zu wischen dann ist der halbe Tag schon rum und mein Zucker streckt

| mg/dl mmol/dl | Morgens | Zwischenmahlzeit | Mittags | Zwischemahlzeit | Abends | Zwischenmahlzeit | Spät | Einheiten | Datum |
|---|---|---|---|---|---|---|---|---|---|
| | | | | | | | | | |
| | | | | | | | | | |
| | | | | | | | | | |
| | | | | | | | | | |
| | | | | | | | | | |
| | | | | | | | | | |
| | | | | | | | | | |
| | | | | | | | | | |
| | | | | | | | | | |
| | | | | | | | | | |
| | | | | | | | | | |
| | | | | | | | | | |
| | | | | | | | | | |
| | | | | | | | | | |
| | | | | | | | | | |
| | | | | | | | | | |
| | | | | | | | | | |
| | | | | | | | | | |
| | | | | | | | | | |
| | | | | | | | | | |
| | | | | | | | | | |
| | | | | | | | | | |
| | | | | | | | | | |
| | | | | | | | | | |
| | | | | | | | | | |
| | | | | | | | | | |
| | | | | | | | | | |
| | | | | | | | | | |
| | | | | | | | | | |
| | | | | | | | | | |
| | | | | | | | | | |
| | | | | | | | | | |

schon die Rote Fahne in die Höhe. Aber fertig bin ich eigentlich noch nicht – hab ja nicht mal richtig angefangen.

So „Krimskrams" ist weg und ich habe mir angewöhnt auch an anderen Tagen einfach mal das Bad zu putzen oder durch zu wischen. Seit nicht mehr so viel rumsteht bin ich auch schneller fertig mit aufräumen. Und bin nicht mehr so kaputt.

Aber ich freue mich jedes Jahr auf Weihnachten dann kann ich wenigstens wieder ein bisschen „Krimskrams" aufstellen.

| mg/dl mmol/dl | Morgens | Zwischenmahlzeit | Mittags | Zwischemahlzeit | Abends | Zwischenmahlzeit | Spät | Einheiten | Datum |
|---|---|---|---|---|---|---|---|---|---|
| | | | | | | | | | |
| | | | | | | | | | |
| | | | | | | | | | |
| | | | | | | | | | |
| | | | | | | | | | |
| | | | | | | | | | |
| | | | | | | | | | |
| | | | | | | | | | |
| | | | | | | | | | |
| | | | | | | | | | |
| | | | | | | | | | |
| | | | | | | | | | |
| | | | | | | | | | |
| | | | | | | | | | |
| | | | | | | | | | |
| | | | | | | | | | |
| | | | | | | | | | |
| | | | | | | | | | |
| | | | | | | | | | |
| | | | | | | | | | |
| | | | | | | | | | |
| | | | | | | | | | |
| | | | | | | | | | |
| | | | | | | | | | |
| | | | | | | | | | |
| | | | | | | | | | |
| | | | | | | | | | |
| | | | | | | | | | |
| | | | | | | | | | |
| | | | | | | | | | |
| | | | | | | | | | |

Was ich bei mir selbst auch festgestellt habe ist, das ich keine Lust habe ein **Diabetiker Tagebuch** zu führen. Wir haben alles ausprobiert:

- Ausgedruckt und an Kühlschrank gehangen
- Buch genau neben das Messgerät gelegt
- einfach nur Blutzuckerwerte aufgeschrieben

Alles hab ich eine Woche – höchstens zwei Wochen durchgehalten und dann wieder nicht aufgeschrieben. Ich bewundere die Diabetiker die wirklich schon seit Jahren so ein Buch führen. Hut ab. Ich kann das nicht.

## Mein Messgerät - iBG Star von Sanofi

Dank der neusten Technik hatte mein Diabetologe dann die rettende Idee (fand das nicht so toll) den iBG Star von Sanofi für das iPhone. Da muss ich messen und dann nur anklicken vor dem Essen oder nach dem Essen und wie viel BE ich gespritzt habe. Super Sache – ich habe das Gerät jetzt schon über Monate und mach es immer noch – weil – und das finde ich ganz wichtig – ich muss es nicht gleich machen – ich kann das Abends in Ruhe auf mein Smartphone eine Datensicherung machen und es nachträglich alles eintragen. Wenn ich viel Zeit habe trage ich es auch gleich ein.

Der einzige Nachteil an diesem Gerät ist es, das es sich auch entlädt wenn es nicht an ist.

Als wir in Urlaub gefahren sind (ca. 5 Stunden) war es leer als wir dort ankamen und ich musste es an eine Steckdose hängen.

Aber ansonsten ein Super Gerät. Kann ich selbst nur empfehlen. Da macht es auch Spaß die Werte zu messen. Auch wenn sie nicht immer so sind wie mein Diabetologe und ich das gerne hätten.

Mehr Infos über dieses Gerät finden sie unter:
www.bgstar.de

| mg/dl mmol/dl | Morgens | Zwischenmahlzeit | Mittags | Zwischemahlzeit | Abends | Zwischenmahlzeit | Spät | Einheiten | Datum |
|---|---|---|---|---|---|---|---|---|---|
| | | | | | | | | | |
| | | | | | | | | | |
| | | | | | | | | | |
| | | | | | | | | | |
| | | | | | | | | | |
| | | | | | | | | | |
| | | | | | | | | | |
| | | | | | | | | | |
| | | | | | | | | | |
| | | | | | | | | | |
| | | | | | | | | | |
| | | | | | | | | | |
| | | | | | | | | | |
| | | | | | | | | | |
| | | | | | | | | | |
| | | | | | | | | | |
| | | | | | | | | | |
| | | | | | | | | | |
| | | | | | | | | | |
| | | | | | | | | | |
| | | | | | | | | | |
| | | | | | | | | | |
| | | | | | | | | | |
| | | | | | | | | | |
| | | | | | | | | | |
| | | | | | | | | | |
| | | | | | | | | | |
| | | | | | | | | | |

## Mein Insulin – Kurzzeit - Apidra®

Apidra® ist ein sehr rasch wirkendes Insulin. Es hat ein Wirkeintritt von 5-15 Minuten und ein Wirkmaximum von 60 Minuten.

Für mich hat es den Vorteil, das ich keinen Spritz-Essabstand mehr einhalten muss. Ich kann spritzen und gleich Essen. Früher musste ich immer spritzen und konnte im Prinzip erst dann essen, als die anderen schon fertig waren. Jetzt kann ich als erstes Essen. Hat auch seine Vorteile.

## Mein Insulin – Langzeit – Basalinsulin – Lantus®

Lantus® ein Langzeitinsulin das mein Insulinhaushalt 24 Stunden auf dem gleichen Level hält.

## Mein Pen – ClikStar von sanofia

Dieser Pen ist genial – am besten daran finde ich, das wenn ich die Patrone wechsle der Stab sich automatisch nach hinten schiebt. Ich brauche nicht mehr drehen bis ich die Patrone einsetzen kann, sonder das wechseln geht jetzt Hand in Hand.

| mg/dl mmol/dl | Morgens | Zwischenmahlzeit | Mittags | Zwischemahlzeit | Abends | Zwischenmahlzeit | Spät | Einheiten | Datum |
|---|---|---|---|---|---|---|---|---|---|
| | | | | | | | | | |
| | | | | | | | | | |
| | | | | | | | | | |
| | | | | | | | | | |
| | | | | | | | | | |
| | | | | | | | | | |
| | | | | | | | | | |
| | | | | | | | | | |
| | | | | | | | | | |
| | | | | | | | | | |
| | | | | | | | | | |
| | | | | | | | | | |
| | | | | | | | | | |
| | | | | | | | | | |
| | | | | | | | | | |
| | | | | | | | | | |
| | | | | | | | | | |
| | | | | | | | | | |
| | | | | | | | | | |
| | | | | | | | | | |
| | | | | | | | | | |
| | | | | | | | | | |
| | | | | | | | | | |
| | | | | | | | | | |
| | | | | | | | | | |
| | | | | | | | | | |
| | | | | | | | | | |
| | | | | | | | | | |
| | | | | | | | | | |
| | | | | | | | | | |
| | | | | | | | | | |

Auf nachfolgenden Beitrag werde ich immer wieder angesprochen – deshalb setzte ich ihn auch in dieses Buch wieder rein.

- **Süsse Limonade, Apfelsaft**          **schießt ins Blut**

  lässt den Blutzucker schnell ansteigen
  hilft so bei Unterzuckerung (Hypo)

- **Weizenmehl, Bananen, Apfel**          **geht schnell ins Blut**

  lässt den Blutzucker schnell ansteigen
  hilft so bei Unterzuckerung (Hypo)

Wenn Sie im Unterzucker sind hilft es nicht Literweise Apfelsaft zu trinken. Hier schießt der Zucker genauso schnell nach oben wie er dann wieder abfällt.     Immer ein Glas Apfelsaft und ein Brot (Kohlenhydrate) oder Kekse dazu essen. Damit der Zucker gleichmäßig ansteigt und nicht wieder abfällt.

- **Vollkornprodukte, Kartoffeln**          **fließen ins Blut**

  lässt den  Blutzuckerspiegel langsam ansteigen

- **Milchprodukte**          **geht langsam ins Blut**

  lässt den Blutzuckerspiegel  sehr langsam ansteigen

- **Gemüse und Hülsenfrüchte**          **fließt sehr sehr langsam ins Blut**

| mg/dl mmol/dl | Morgens | Zwischenm ahlzeit | Mittags | Zwischema hlzeit | Abends | Zwischenm ahlzeit | Spät | Einheiten | Datum |
|---|---|---|---|---|---|---|---|---|---|
| | | | | | | | | | |
| | | | | | | | | | |
| | | | | | | | | | |
| | | | | | | | | | |
| | | | | | | | | | |
| | | | | | | | | | |
| | | | | | | | | | |
| | | | | | | | | | |
| | | | | | | | | | |
| | | | | | | | | | |
| | | | | | | | | | |
| | | | | | | | | | |
| | | | | | | | | | |
| | | | | | | | | | |
| | | | | | | | | | |
| | | | | | | | | | |
| | | | | | | | | | |
| | | | | | | | | | |
| | | | | | | | | | |
| | | | | | | | | | |
| | | | | | | | | | |
| | | | | | | | | | |
| | | | | | | | | | |
| | | | | | | | | | |
| | | | | | | | | | |
| | | | | | | | | | |
| | | | | | | | | | |
| | | | | | | | | | |
| | | | | | | | | | |
| | | | | | | | | | |
| | | | | | | | | | |

Hier ein paar **Internetseiten** die ganz interessant sein dürften:

- http://www.crosscoach.net
  hier sind BE-Berechnungen von Fertiggerichten, uvm.

- www.chefkoch.de
  Rezepte mit KH Berechnung

- www.globuli.org

- www.homoeopathie-liste.de

- diabetics.jimdo.com
  (meine eigene Seite)

**Allgemeines und zum Nachschlagen:**

Hier können sie den Diabetiker Pass runterladen und ausdrucken
www.deutsche-diabetes-gesellschaft.de

Hier können Sie noch andere Bücher von mir erwerben und einiges
rund um den Diabetes erwerben
diabetics.jimdo.com (mein Shop)

Hier finden sie Diabetologen und Ärzte in ihrer Nähe
www.jameda.de/aerzte

www.diabsite.de
hier findet man alles über Diabetes
In Facebook gibt es auch viele Diabetes Gruppen wo man sich mit
anderen Diabetiker/in austauschen kann.

Ich würde mich auch über Feedbach ihrerseits freuen und auch
Anregungen nehme ich gerne an. Einfach in mein Gästebuch
schreiben.

**diabetcs.jimdo.de**

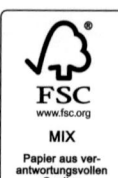

FSC
www.fsc.org

MIX

Papier aus ver-
antwortungsvollen
Quellen
Paper from
responsible sources

FSC® C105338